Napoléon

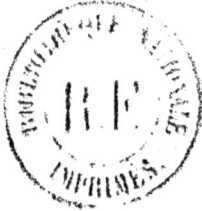

et la Vaccine

PAR

Les Docteurs Max BILLARD

ET

André FASQUELLE

Directeur de l'Institut de Vaccine animale

SAINT-ÉTIENNE

IMPRIMERIE A. WATON

1908

Napoléon
et la Vaccine

PAR

Les Docteurs Max BILLARD

ET

André JASQUELLE

Directeur de l'Institut de Vaccine animale

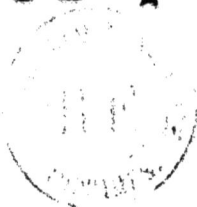

SAINT-ÉTIENNE

IMPRIMERIE A. WATON

1908

Extrait de la Revue " *L'Asepsie* ", Octobre 1908

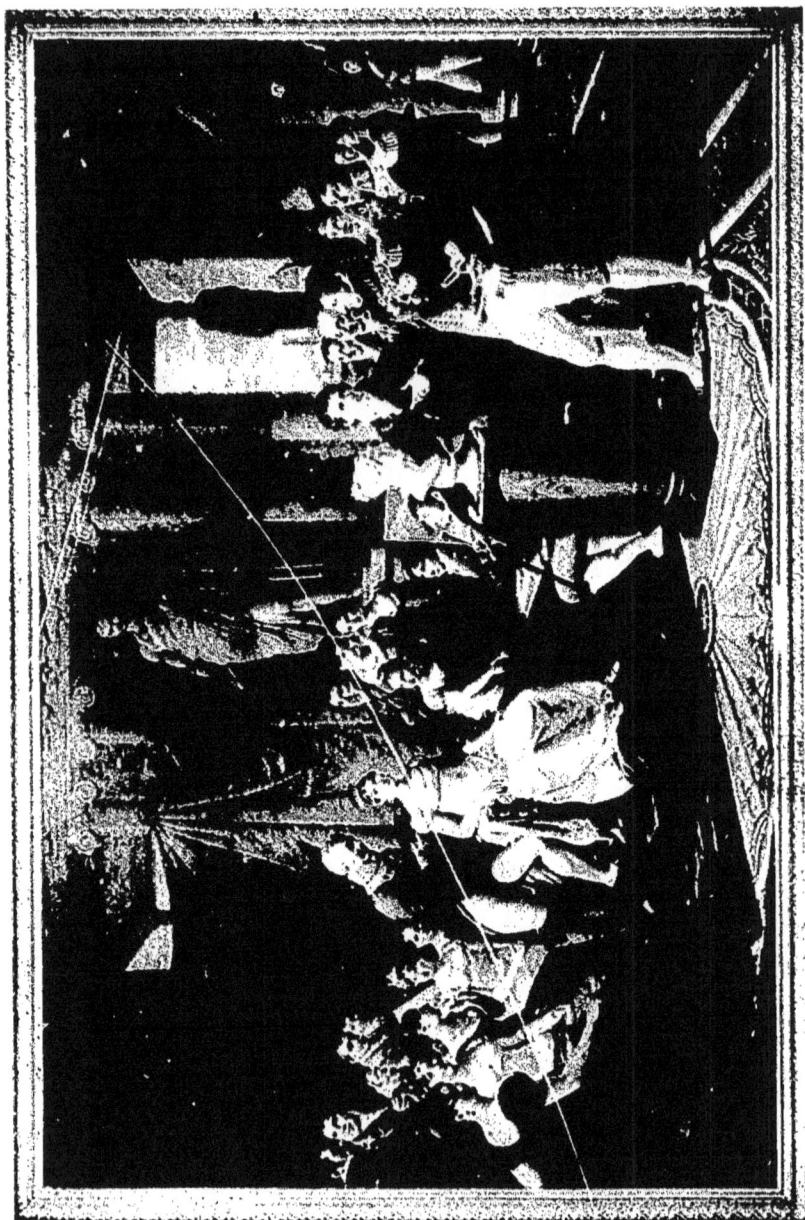

Elisa BONAPARTE, Duchesse de Lucques et de Piombino, au milieu de sa Cour

Tableau de BENVENUTI, 1813, Musée de Versailles

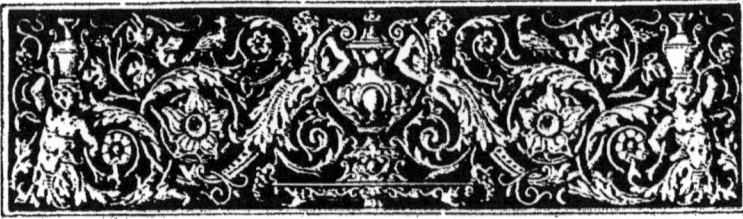

NAPOLÉON

ET LA VACCINE

Devenu presque maître de l'Europe, le glorieux soldat, qui de
ses mains victorieuses distribuait avec tant de magnificence des
couronnes à ses lieutenants, donnait à sa sœur Elisa, par les
décrets du 18 mars et du 25 juin 1805, le gouvernement des principautés de Lucques et de Piombino.

Elevée à Saint-Cyr, la sœur aînée de Bonaparte avait été l'une
des dernières élèves de l'institution où Louis XIV avait entendu
les premières jeunes filles déclamer la tragédie enchanteresse de
Racine. Après le décret de l'Assemblée législative qui fermait les
portes du noble établissement, Elisa, à peine alors dans sa quin-
zième année, avait la joie de retourner dans sa famille, et elle
faisait ce long voyage en compagnie de Napoléon, qui, en costume
tout neuf de capitaine d'artillerie, avait déjà peut-être le pressen-
timent de son avenir. Toujours est-il qu'à la fin de septembre 1792,
le frère et la sœur revoyaient la maison natale et le rivage de la
mer d'Ajaccio. L'année suivante, lorsque la Corse tombait au
pouvoir des Anglais, Elisa se réfugiait avec sa mère et ses sœurs

dans la colonie grecque de Carghèse ; de là Mme Lætitia et ses filles, à peu près sans ressources, gagnaient Marseille, et elles venaient enfin s'installer dans une petite bastide ensoleillée près d'Antibes, où, au mois de mai 1797, l'aînée des sœurs de Napoléon épousait un ancien officier corse, M. Bacciochi, qui, dans la principauté de Piombino, n'allait guère jouer que du violon (1) et le rôle modeste d'aide de camp.

A Piombino, comme à Lucques, s'il faut en croire certains historiens, la grande-duchesse a laissé le souvenir d'une femme frivole, ne rêvant que parades, revues et somptueuses cérémonies.

On doit reconnaître, pourtant, qu'elle a attaché son nom à quelques établissements utiles (2), à quelques grands monuments, et que son administration ne laissa pas d'être empreinte d'un air de noblesse et de grandeur.

Toujours est-il — et cela suffit à honorer sa mémoire — que cette femme fastueuse, à peine arrivée dans ses petits États, fit preuve d'un réel souci du bien public et qu'elle mit au rang de ses premiers devoirs de propager une découverte qui venait anéantir un des plus funestes fléaux de l'humanité, enlevant alors la septième partie de ceux qu'il frappait (3) et laissant les autres défigurés par les traces ineffaçables de son horrible pouvoir.

---

(1) RODOCANACHI. *Elisa Napoléon en Italie.* Flammarion, Paris, 1900.

(2) Citons la route magnifique qu'elle fit construire de Lucques aux bains de *la Villa.*
Lucques, sous le gouvernement d'Elisa, était devenue une manière de capitale, avec une cour modelée sur celle de Saint-Cloud ou de Fontainebleau. La princesse à cheval passait elle-même en revue sa petite armée. Bacciochi, tout fier d'être devenu « Félix Ier, par la grâce de Dieu et les constitutions, prince de Lucques et de Piombino », lui présentait les troupes en la saluant de l'épée. Sauf sur le violon, l'époux d'Elisa, écrit M. Lacour-Gayet, « passait pour à peu près *dénué de facultés intellectuelles,* mais, au dire de son beau-frère Lucien, il était *bon et rebon ;* Lucien parle encore de *l'excès de sa bonacité* ». A la chute de l'Empire, Bacciochi « ne pouvait plus conserver les titres qu'il avait dus à sa femme : prince de Lucques et de Piombino, grand-duc de Toscane, le pauvre prince-consort ne savait plus quel nom prendre. « Prenez donc le nom de Bacciochi, lui dit Talleyrand ; il y a longtemps qu'il est vacant. » *Les Sœurs de Napoléon.* Conférence faite à l'Association amicale du Lycée Fénelon, le 28 mars 1908.

(3) En brumaire, an II, rien qu'à Paris, où la variole sévit avec violence, sur 1591 décès qui se produisirent dans ce seul mois, on eut à enregistrer 592 cas dus à la petite vérole et 999 aux autres maladies réunies. *Rapport du Comité central de Vaccine.* RICHARD, an XI-1803, p. 425.

Elisa, la première, reconnut que le remède à la variole était dans un décret qui déclarait la vaccine obligatoire.

En compulsant les archives de la *Société des Sciences, Agriculture et Arts de la Basse-Alsace*, M. Goldschmidt a eu la bonne fortune de retrouver l'extrait d'un édit du prince de Piombino et Lucques, daté du 25 décembre 1806, dont M. Kelsch a donné connaissance en 1906 à l'Académie de Médecine.

Cet extrait est conçu en ces termes :

« Trois jours après la publication des présentes, chaque père de famille, sous peine d'une amende de 100 francs, devra faire la déclaration si quelqu'un est affecté de la variole dans sa maison. Celui qui dénoncera un varioleux qu'on aurait recelé recevra une récompense de 50 francs. Il sera établi un cordon militaire autour de chaque maison où règne la variole ; toute communication avec ceux qui l'habitent sera interrompue ; ceux qui chercheraient à s'en échapper seraient enfermés pendant quarante jours. *Trois jours après la publication de cet édit, tous ceux qui n'ont pas eu la variole devront être vaccinés.* Dans la suite, les nouveau-nés devront l'être dans les deux premiers mois qui suivront leur naissance. Les parents et tuteurs sont responsables de l'exécution des présentes ; les contraventions seront punies de 100 francs d'amende ou de quatorze jours d'emprisonnement. La vaccination se fera gratuitement par des médecins nommés à cet effet. Les médecins qui se distingueront dans l'exercice de cette fonction recevront une grande médaille d'or. Celui qui, ayant été dûment vacciné par les médecins chargés de cette opération, pourra suffisamment prouver qu'il a plus tard été affecté de la variole (1) recevra une gratification de 100 francs. » (2)

Il n'est pas long, cet édit, ajoute M. Kelsch, « et pourtant il contient toute notre législation préventive contre la variole : la déclaration de la variole et la vaccine obligatoires, des sanctions pénales rigoureuses contre les délinquants et même l'affirmation solennelle de la foi dans la découverte de Jenner, produite sous la

_____

(1) On croyait encore à cette époque qu'une vaccination positive préservait pour toujours de la variole.

(2) *Bulletin de l'Académie de Médecine.* Séance du 23 janvier 1906, p. 112.

forme d'une promesse de gratification de 100 francs à quiconque prouvera qu'il a eu la variole après avoir été vacciné. Mais il a surtout retenu l'attention de M. Goldschmidt parce qu'il lui a semblé qu'il était de nature à rectifier une opinion accréditée dans l'histoire de la vaccine obligatoire. »

On n'ignore pas, en effet — c'est toujours M. Kelsch qui parle —, « qu'on admet généralement que la vaccination obligatoire a été introduite en tout premier lieu en Bavière par l'ordonnance royale du 26 août 1807. Or, l'édit de Piombino et Lucca lui était antérieur de huit mois; il s'ensuit que la priorité de la mesure appartient à la principauté italienne. » (1)

Mais, d'autre part, il est hors de doute que l'édit de Piombino fut inspiré à son auteur par l'exemple de l'homme de génie qui présidait aux destinées de l'Empire et qui était grand partisan de la vaccine. Dès que Napoléon, admirateur de Jenner (2), connut les effets de la vaccine (3) et qu'il se fut assuré que c'était un

---

1 Kelsch, loc. cit., pp. 112 et 113.

2 Donnons une preuve de l'admiration que Napoléon professait pour Jenner en citant le fait suivant : Jenner adressa un jour une supplique à l'Empereur, pour obtenir la grâce de deux de ses amis, prisonniers en France. Napoléon ne voulait rien entendre, quand Joséphine lui fit remarquer que son refus allait s'adresser au grand Jenner : « Ah ! c'est vrai, dit l'Empereur., Jenner ! Je ne puis rien refuser à Jenner ! » (Life of Jenner, British Medical Journal, 23 mai 1896, p. 1250.)

3 On sait que la variolisation ou inoculation, pratique courante en Turquie, fut introduite en Angleterre vers 1720 par lady Montague, femme de l'ambassadeur anglais à Constantinople, qui paya d'exemple en faisant inoculer ses enfants. Cette méthode ne tarda pas à se généraliser en Angleterre. Mais depuis longtemps on avait remarqué dans certains comtés de ce pays que le cowpox ou picote de la vache, contracté en soignant les vaches, préservait de la variole, soit naturelle ou inoculée. Un fermier du Glowcestershire, Benjamin Jesty, en avait fait l'expérience sur lui-même. Aussi, fort de cette conviction, il ne recula pas à inoculer lui-même sa femme et ses deux fils pour les mettre à l'abri des épidémies de variole. (The Lancet, 13 septembre 1862.) Quand ils surent qu'il avait vacciné sa femme et ses fils, ses amis et ses voisins, qui jusque-là l'avaient tenu en grande considération, en raison de son intelligence supérieure et de son honorabilité, commencèrent à le regarder comme une brute sans cœur (as an inhuman brute) qui avait osé faire sur les membres de sa famille une expérience dont les résultats devaient être, pensaient-ils, de les changer en bêtes à cornes. Aussi le digne fermier fut-il hué, injurié, lapidé toutes les fois qu'il se rendait au marché de son voisinage. Il resta cependant intrépide, sans jamais manquer de remplir ses devoirs... Après avoir vécu assez longtemps pour voir un autre enrichi et immortalisé pour avoir vulgarisé une méthode qui l'avait fait lapider trente ans auparavant, en 1774, il mourut d'apo-

préservatif de la funeste maladie, il vit un grand bien à faire et il voulut l'assurer à la France.

Le mouvement fut immédiatement imprimé à toutes les branches de l'administration. Sous l'autorisation du ministre de l'Intérieur, le citoyen Lucien Bonaparte, les hospices furent ouverts au Comité central de vaccine, formé, au mois de prairial an VIII, par une réunion de citoyens guidés par des vues de bien public ; de nombreuses vaccinations furent immédiatement pratiquées à la Maternité, à l'Hôtel-Dieu, à l'Hôpital Saint-Louis, et bientôt une grande émulation s'établit sur tous les points de la France.

En germinal an IX, un établissement de vaccination gratuite se formait à Bordeaux, sous les auspices du préfet de la Gironde. A son exemple, le préfet de la Mayenne en fondait un à Laval, le préfet de la Nièvre à Nevers, le préfet de la Loire-Inférieure à

---

plexie en 1816, comme Jenner, qui avait pratiqué sa première vaccination le 14 mai 1796, juste vingt-deux ans plus tard. (*The Lancet*, 25 octobre 1862.)

Benjamin Jesty, qu'on a pu appeler le premier martyr de la vaccination, était né en 1737, à Yetminster, où on voit sa pierre tombale avec l'inscription suivante : *Ce fut un homme droit et honnête, particulièrement remarquable pour avoir été le premier qui pratiqua l'inoculation du cowpox et qui eut le grand courage de faire une expérience de la vache sur sa femme et ses deux enfants, en l'année 1774.*

Pour revenir à la vaccination, disons que les tentatives commencées le 14 mai 1796 et suivies de succès substituaient pour toujours à la plus affreuse maladie une éruption bornée à quelques boutons. La France fut la première à accueillir favorablement cette découverte, par les soins du duc de Larochefoucauld-Liancourt, qui, aidé du docteur Thouret, avait ouvert, en ventôse an VIII, une souscription pour l'établissement d'un Comité central de vaccine, chargé de répandre partout le bienfait de la nouvelle inoculation. Le 7 prairial an VIII, un envoi de fluide vaccinal était adressé de Londres au Comité central et les essais commencèrent le 13 prairial, à Vaugirard, sur trente enfants. Ces inoculations ne donnèrent lieu, à la suite de quelques passages de bras à bras, qu'à une vaccine bâtarde. Aussi le Comité central dut-il songer à régénérer sa souche vaccinale. Le médecin français Aubert, amicalement reçu à Londres par le docteur Woodville, célèbre inoculateur, puis vaccinateur anglais, décida ce dernier à venir assister aux expériences du Comité central et à lui apporter du vaccin. Un passe-port fut facilement obtenu et Woodville débarqua à Boulogne, où il resta quelques jours pendant lesquels il vaccina avec succès plusieurs enfants que lui avait présentés le docteur Nowel. Le vaccin apporté à Paris par Woodville, le 7 thermidor an VIII, ne donna pas de résultats, ce qui fut attribué avec raison aux *chaleurs excessives* de la saison, qui en avaient détruit la virulence. Mais les résultats positifs obtenus à Boulogne permirent de se procurer une excellente source de vaccin, à l'aide duquel le Comité central put poursuivre régulièrement cette fois ses nombreuses expériences, à Vaugirard

Nantes, le préfet des Deux-Nèthes (1) à Anvers et celui de la
Marne à Châlons; presque tous en favorisaient la pratique dans
les hospices d'enfants confiés à leurs soins. Les préfets de l'Ain,
du Gers, proposaient d'établir des officiers de santé chargés de
parcourir les campagnes pour y répandre le précieux préservatif.
D'autres, comme les préfets de la Haute-Garonne, de l'Eure-et-Loir,
de la Vienne, de la Charente-Inférieure, favorisaient la vaccine en
distribuant les rapports et les ouvrages publiés sur la matière.

Les conseils généraux des départements appuyaient de leur côté
le gouvernement, soit en nommant des officiers de santé chargés
de pratiquer la vaccine dans chaque arrondissement, soit en
prescrivant aux professeurs publics d'accouchements d'ajouter à
leurs leçons des instructions sur la nouvelle méthode.

Les municipalités, les administrateurs d'hospices secondaient
les efforts des autorités supérieures, et leur exemple était imité par
les autorités militaires. A Nancy, à Toulouse, les généraux et
commandants adressaient aux officiers et aux soldats de leur
ressort un ordre pour leur faire part qu'on les vaccinerait
gratuitement.

L'administration des Postes, apportant son appui, faisait parvenir
partout francs les envois de fluide vaccinal, et le ministre de

---

d'abord, puis à l'hospice central de vaccination, créé par un arrêté du préfet de
la Seine, le comte Frochot, le 19 pluviôse an IX, dans la maison du Saint-Esprit,
rue du Battoir-Saint-André-des-Arcs, près de l'Hôtel de Ville.

Le Comité central ne se borna pas à répandre la vaccine en France, il la diffusa
dans le monde entier. On vit, dès fructidor an VIII, affluer à Paris de tous les
coins de l'Europe les médecins étrangers. David de Rotterdam, Massa de Gênes,
Tilke et Liljavalih de Suède, Weidmann du Brunswick, Pfaff de Kiel, Friedlander
de Berlin, Alonzo de Madrid, etc., qui tous rapportèrent dans leur pays, avec le
souvenir du plus cordial accueil, une provision du précieux fluide, mis complai-
samment à leur disposition par leurs confrères du Comité central.

Ajoutons pour finir que le Comité central, qui par ses travaux jetait tant de
lumières sur cette question de la vaccine, prenait des mesures pour supprimer
la méthode de variolisation ou d'inoculation déjà très répandue en Angleterre
et en France (Voir notre article *La Mort de Louis XV*, numéro d'avril de
« L'Asepsie »). Et pour instruire le public des progrès de la vaccine, pour rendre
cette découverte, en un mot, populaire, il fondait en 1810 un journal particulier
paraissant tous les mois, le *Bulletin de la Vaccine*, dont nous avons pu feuilleter
la curieuse collection à la bibliothèque de l'Institut de Vaccine animale de la
rue Ballu.

(1) Département formé par le gouvernement français, en 1801, avec une partie
du Brabant, Anvers et Malines.

l'Intérieur faisait passer sous son couvert les instructions du Comité central. (1)

Les ministres du culte, incités à seconder l'effort du gouvernement, ne montraient pas moins de zèle que les médecins, les préfets, les sous-préfets et les maires de toutes les communes de France, pour généraliser l'usage de la vaccine et en répandre le bienfait.

L'évêque du Mans, par une lettre circulaire du 18 juillet 1805, engageait les curés et desservants de son diocèse « à faire connaître au peuple confié à leurs soins que loin de s'opposer à l'inoculation de la vaccine, ils devaient, au contraire, la regarder comme un don précieux que Dieu, dans sa bonté, a fait aux hommes et y soumettre leurs enfants sans crainte et sans scrupule » (2). C'étaient l'archevêque de Besançon qui parcourait son diocèse en prêchant la vaccine, le pasteur de l'Église réformée de la même ville qui faisait prendre par le consistoire de son église un arrêté sur la privation de secours destinés à ceux des parents qui ne feraient pas vacciner leurs enfants. (3)

L'élan, on le voit, était général.

En 1806, des mesures importantes étaient prises. Le préfet du Rhône ordonnait que tous les enfants des hôpitaux de Lyon

---

(1) *Rapport du Comité central de vaccine*, Richard, Paris, an XI, 1803.

(2) *Lettre circulaire de M. l'évêque du Mans à MM. les curés et desservants de son diocèse concernant la vaccine*. Reproduite dans la *Chronique Médicale*, numéro du 1er mars 1908, p. 167. — Cf. « Son Excellence le ministre de l'Intérieur, dont les lumières sont à l'égal de la moralité, avait cru, en 1805, devoir exposer aux évêques toute l'utilité de la nouvelle méthode... Vous ne perdrez donc pas un moment pour mettre au nombre des instructions que vous devez aux habitants de votre paroisse celle de leur faire sentir combien il leur importe, pour eux, pour leurs enfants, pour leurs domestiques, d'avoir recours, et de bonne heure, au salutaire usage de la vaccine... En vous livrant à cette partie si intéressante de votre ministère, vous jouirez de la satisfaction, d'abord de dérober à la mort des milliers de victimes, ensuite de renouveler la reconnaissance nationale pour le chef suprême de l'État, à qui rien n'échappe de tout ce qui peut être utile à ses sujets. » (*Lettre circulaire de M. l'évêque d'Orléans à MM. les curés et succursales de son diocèse sur les avantages de la vaccine. Collection des bulletins sur la vaccine publiés par le Comité central.*) Imprimerie royale, Paris, 1814, pp. 17-19. — Cf. Dans le département de la Meurthe, les curés et desservants lisaient une instruction sur la vaccine au baptême de chaque enfant.(*Rapport du Comité central de 1810.*)

(3) *Rapport sur les vaccinations pratiquées en France en 1806 et 1807.* Imprimerie impériale, 1809, p. 32.

seraient vaccinés. Les préfets de la Lys (1) et de l'Oise prescri-
vaient aux maires de toutes les communes de leurs départements
de prendre les dispositions nécessaires pour soumettre à la
vaccination les enfants trouvés, confiés par le gouvernement aux
nourrices des campagnes. Le préfet de la Corrèze, en adoptant
cette mesure, obligeait les nourrices, sous peine d'être privées de
leur salaire, de transporter à l'hospice, pour y être vaccinés, les
enfants qui leur auraient été confiés.

C'était bientôt, avec l'appui du gouvernement, une impulsion
générale. Les préfets de Marengo, de la Loire-Inférieure, du Doubs,
de la Meurthe, de la Nièvre, du Tarn, du Nord et de la Corrèze
arrêtaient que tous les administrateurs des hospices, des bureaux
de bienfaisance, des lycées, des écoles primaires et secondaires
devaient faire vacciner tous les individus des deux sexes confiés à
leurs soins. C'est ainsi qu'en 1806 on vaccinait par ce moyen, rien
que dans les départements des Basses-Pyrénées et de Rhin-et-
Moselle, 24.707 individus. (2)

Si, à cette date, on passe aux administrations militaires, on voit
que le même esprit conservateur animait les unes et les autres. Le
général Valette, commandant la 6e division militaire, donnait
l'ordre de faire vacciner tous les soldats qui n'auraient pas eu la
petite vérole. Le général Laboissière ordonnait que tous les
conscrits de la 4e légion qui s'était formée à Versailles fussent
vaccinés avant d'être incorporés dans les cadres de leur régiment.
Le maréchal Sérurier, gouverneur des Invalides, ordonnait que
l'instituteur des enfants des Invalides n'en recevrait dans son
école aucun qui n'eût été vacciné. (3)

_____

(1) Dont le chef-lieu était Bruges.

2) *Rapport sur les vaccinations pratiquées en France en 1806 et 1807.*
Imprimerie impériale, Paris, 1809, p. 15.

(3. *Le même, loc. cit.*, p. 24. Dès le début de l'importation en France de la
vaccine, les médecins militaires avaient été les premiers à propager la nouvelle
méthode et ils avaient joint le dévouement jusqu'à devenir vaccinifères. « Le
citoyen Lambert, chirurgien-major du 17e régiment de dragons, se faisait
vacciner à Nancy par le citoyen Valentin, pour reporter la vaccine dans sa
garnison, à Pont-à-Mousson. » *(Procès-verbaux des 4 et 19 vendémiaire et 4 fri-
maire, an X. Rapport du Comité central de vaccine, t. I, p. 41.)*

Enfin, le 16 mars 1809, le premier décret sur la vaccine était signé au palais des Tuileries et ainsi libellé :

ARTICLE PREMIER.

A compter de l'exercice 1810, il sera ouvert au Ministère de l'Intérieur un crédit de cent mille francs par an, destiné à acquitter les dépenses relatives à la propagation de la vaccine.

. . . .

ART. 3.

Il sera formé, dans l'étendue de l'Empire, vingt-cinq dépôts de conservation de vaccin . . . .

ART. 5.

Notre ministre de l'Intérieur statuera sur les mesures qui lui seront proposées par le Comité central de Paris, pour accélérer, par tous les moyens possibles, la propagation de la vaccine.

Et, sous ces lignes, le coup de griffe du maitre, l'N impérieux et l'orageux paraphe du dominateur de l'Europe.

Ce décret produisait immédiatement ses fruits. Avant même sa mise en exécution, le préfet de Loir-et-Cher exigeait aussitôt que tous les soldats de la garde départementale fussent vaccinés, et le général Hédouville, chargé par l'Empereur de l'organisation des bataillons de conscrits qui se réunissaient à Bayonne, se concertait avec le général Arnaud « pour faire vacciner tous les jours, à mesure de leur arrivée, les jeunes conscrits qui n'avaient pas encore eu la petite vérole ». (1)

Par une circulaire du ministre de l'Intérieur du 30 juin 1809, les résultats devenaient vraiment prodigieux. Chaque grand hospice de l'Empire possédait une salle de vaccination gratuite, où les enfants confiés à des nourrices par le gouvernement, de même que les individus qui se destinaient à entrer dans des maisons d'éducation, des manufactures ou ateliers de travail, et enfin les indigents qui recevaient les secours de charité étaient régulièrement vaccinés.

---

(1) *Rapport sur les vaccinations pratiquées en France en 1808 et 1809.* Imprimerie impériale, 1811, p. 35.

La nouvelle méthode allait recevoir enfin la sanction la plus imposante.

En 1811, un grand exemple était donné du haut du premier trône même du monde. Le grand homme qui gouvernait la France, et que le destin venait de faire le plus heureux des époux et des pères, ordonnait que le roi de Rome fût vacciné.

On était au mois de mai. Trois semaines après la naissance du petit roi, les médecins avaient ordonné à l'Impératrice l'air de la campagne, et Marie-Louise s'était rendue, le 20 avril, à Saint-Cloud, d'où elle écrivait à son amie Madame de Crenneville : « Je fais de grandes promenades à cheval; vous voyez que je n'ai pas suivi la loi de nos grand'mères qui exigeaient que l'on restât six semaines chez soi, car je me suis promenée avant quatre, à pied et en voiture; je crois bien que c'est imprudent, mais je m'en suis bien trouvée. » (1) D'autre part, nous savons par l'impératrice elle-même que le roi de Rome était « superbe » et « très fort pour cinq semaines. Quand il était venu au monde, il pesait neuf livres » (2).

Mais la petite vérole sévissait alors dans la capitale et les environs, et il fallait préserver du fléau redoutable les jours du petit roi qui était le gage de durée de la nouvelle dynastie. Ce fut le

---

(1) *Lettre datée de Saint-Cloud, 6 mai 1811. Correspondance de Marie-Louise (1799-1847).* Gerold, Vienne, 1887, p. 153.

(2) *Lettre de Marie-Louise à son père;* Saint-Cloud, 21 avril 1811. Helfert : *Marie-Louise, Impératrice des Français.* Citée par Imbert de Saint-Amand : *Les beaux jours de l'Impératrice Marie-Louise.* Dentu, p. 321.
Le roi de Rome, à sa naissance, était long de 20 pouces (55 centimètres). Le volume de l'enfant joint à une présentation du siège, avait rendu l'accouchement fort laborieux. Le tronc dégagé avec peine, la tête était restée prisonnière, et Dubois dut employer le forceps. Ce fut un moment tragique, qui fit dire pittoresquement à Pajot : *La dynastie s'arrêtait au détroit supérieur !* (Voir Dr Dupic, arrière-petit-fils de Dubois : *L'accoucheur Dubois aux Tuileries. Journal de Médecine de Paris,* 2 mai 1908, p. 175.)
Dubois avait fait son application, et, après vingt-six minutes, la tête était dégagée, mais l'enfant ne donnait pas signe de vie... on le croyait mort. « Il était sans chaleur, sans mouvement, sans respiration. Dubois faisait des efforts multipliés pour le rappeler à la vie, lorsque partirent successivement des Invalides les cent et un coups de canon destinés à célébrer sa naissance. La commotion et l'ébranlement qu'ils occasionnèrent agirent si fortement sur les organes respiratoires de l'impérial enfant qu'il reprit ses sens. » (FLEURY DE CHABOULON. *Mémoires pour servir à l'Histoire de la vie privée, du retour et du règne de Napoléon en 1815.*)

D' Husson (1), secrétaire du Comité central de vaccine, médecin de l'Hôtel-Dieu, du Lycée Impérial et de l'Hospice de vaccination, qui fut choisi par l'Empereur pour vacciner son fils.

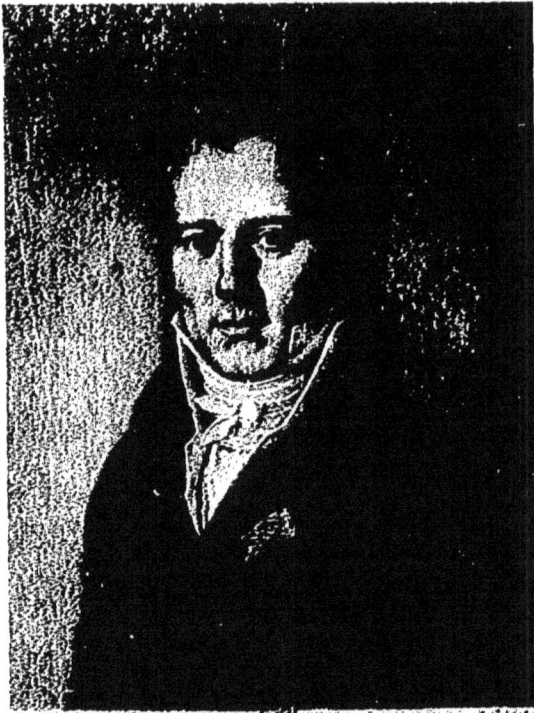

H. M. HUSSON.

(1) Husson (Henri-Marie), né à Reims, le 25 mai 1777, était fils du lieute-
nant du premier chirurgien du roi dans cette ville. C'est à Laon qu'il commença
ses études qu'il acheva au Lycée Louis-le-Grand, où il avait obtenu une bourse
en 1783. Élève de Desault, l'un des derniers médecins au Temple du Dauphin,
il suivit comme chirurgien les armées de Belgique et de Hollande et se dis-
tingua particulièrement au siège de Gertruidemberg et pendant le blocus de
Bréda. En 1794, Husson quittait le service de santé et venait à Paris achever

Husson vaccina le roi de Rome à Saint-Cloud, le 11 mai 1811, et, en témoignage de la reconnaissance du souverain, il fut nommé, à la fin de l'année, chevalier de l'Ordre de la Réunion (1) que Napoléon venait de créer.

Aucune alerte ne se produisit, à la suite de la petite opération, dans la santé de l'enfant, si bien que deux jours après, avec toute une suite de rois et de princes, l'Empereur et l'Impératrice venaient passer huit jours à Rambouillet, et ils en repartaient le 22 pour faire une tournée en Normandie. Ce fut un voyage triomphal, une avalanche d'odes, d'épîtres hyperboliques et de vers de toutes

---

ses études médicales à l'École de Santé qu'on venait d'organiser. Nommé docteur en médecine en 1799, il était attaché comme bibliothécaire à la nouvelle École, et lors de l'importation de la vaccine en France, en 1800, il devenait secrétaire du Comité destiné à étendre les bienfaits de cette belle découverte. Lorsque le Comité, établi d'abord par une société de souscripteurs, vint à faire partie, en 1804, des attributions du ministre de l'Intérieur, Husson était maintenu par Chaptal comme secrétaire du Comité central de vaccine, où il devait se distinguer par un zèle et une activité tels qu'on peut dire que c'est à lui surtout qu'on doit en France la propagation d'une des plus grandes découvertes humanitaires. En 1806, il était nommé médecin de l'Hôtel-Dieu, et, en 1809, médecin du Lycée Impérial. Partisan de Broussais, il s'était rangé à l'École physiologique, dont le révolutionnaire fondateur soutenait alors la doctrine avec tant d'éclat.

On doit à Husson un grand nombre d'ouvrages. Citons : *Essai sur une nouvelle doctrine des tempéraments*, Paris, an VII ; *Recherches historiques et médicales sur la vaccine*, Paris, 1801 ; *Notice historique sur la vie et les ouvrages de X. Bichat*, placée en tête d'une nouvelle édition de son *Traité des membranes*, 1802 ; *Rapports sur la vaccine*, publiés chaque année par ordre du ministre de l'Intérieur, depuis 1803 jusqu'en 1820, Paris, 15 volumes ; *Dissertation sur la nécessité de ne point contrarier la marche des fièvres tierces jusqu'au septième accès ; Mémoires de la Société médicale d'émulation*, t. I. Signalons enfin plusieurs articles intéressants, qui se trouvent consignés dans le *Dictionnaire des Sciences médicales*.

Husson, devenu Officier de la Légion d'Honneur, médecin honoraire du Lycée Louis-le-Grand, mourut à Paris, en 1853, rue Saint-Jacques, n° 123.

(1) Ordre civil et militaire que Napoléon créa le 18 octobre 1811, peu après la réunion de la Hollande à l'empire français, pour remplacer l'*Ordre de l'Union* de Hollande, créé en 1807 par Louis Napoléon. Cet ordre civil et militaire comprenait des grands-croix, des commandeurs et des chevaliers. Le ruban était bleu de ciel. Il fut aboli le 30 avril 1815, par Guillaume Ier, roi des Pays-Bas. (Voir *Bulletin des Lois*, 4e série, 425e bulletin, n° 7606.)

En 1814, Husson fut nommé membre de la Légion d'Honneur par Louis XVIII, en récompense des services qu'il avait rendus aux soldats malades à l'hôpital de la Pitié, désolé alors par le typhus.

couleurs. (1) Un même sentiment de bonheur unissait la France et Napoléon.

A l'heure où tous les corps de l'État brûlaient leur encens au pied du berceau du roi de Rome, qui, selon le mot de Chateaubriand, « portait les destinées du monde », le Comité central de vaccine ne pouvait s'oublier.

Le 25 mai, le président Duchanoy ouvrait la séance générale par ce discours flatteur :

« Tout l'empire sait aujourd'hui que Sa Majesté l'Empereur et Roi a adopté pour son auguste fils, le roi de Rome, la salutaire méthode de la vaccine. L'exemple, comme père et comme souverain, qu'il vient de donner de sa confiance dans un procédé que le Comité central a depuis onze ans répandu dans toute la France, doit enfin dissiper les doutes, forcer la conviction et assurer le succès de la vaccine...

« Déjà, depuis cette époque, le plan formé par le Comité central s'exécute à Paris ; des vaccinations sont pratiquées chaque semaine dans chacune des douze mairies. Ceci dû au zèle de M. le comte Frochot, conseiller d'État, préfet du département de la Seine...

« Enfin, c'est avec quelque orgueil que le Comité central a fait le rapprochement que onze ans, jour pour jour, avant la vaccination du roi de Rome, le 11 mai 1800, il se constituait et discutait le plan des expériences qui enfin ont résolu la grande question qu'il s'était chargé d'examiner...

« Le Comité profite de cette circonstance pour rappeler que les vaccinations gratuites continuent à être pratiquées dans l'Hospice central de vaccine, les mardi et samedi à midi précis, par M. Husson, médecin de cet hospice, de l'Hôtel-Dieu et du Lycée Impérial, secrétaire du Comité. » (2)

---

(1) Au nombre des basses adulations dont fut accablé Napoléon a la naissance du roi de Rome, signalons seulement celle de l'universitaire Lemaire, qui poussa l'enthousiasme jusqu'à comparer Marie-Louise à une autre Marie (la Sainte Vierge) :

Hic cœlo regina micat ; micat altera terris.
L'une règne au ciel ; l'autre sur la terre.

(2) Moniteur du jeudi 30 mai 1811. — Il est assez curieux de constater qu'au bout d'un siècle, les séances de vaccination à l'Académie de médecine sont demeurées fixées aux mêmes jours que celles de l'Hospice central de vaccine, les mardis, jeudis et samedis à onze heures du matin.

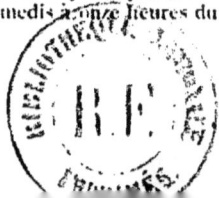

Tout le monde, on le voit, entourait de ses espérances et de ses bénédictions cet enfant royal qui devait gouverner un jour la France.

En ordonnant que le roi de Rome, l'espoir de la nation, fût vacciné, l'Empereur avait définitivement subjugué les esprits, porté la persuasion dans tous les cœurs et fait faire à la vaccine un pas immense.

Dans toutes les branches de l'administration on répondit à l'attente de l'autorité supérieure. Le préfet du Rhône faisait énergiquement séquestrer tous les varioleux admis à l'hôpital de Lyon dans une salle particulière, dont l'entrée était rigoureusement défendue même à la famille. Celui du Pas-de-Calais n'accordait plus dorénavant les places de médecins d'hospice qu'aux hommes de l'art connus par leur zèle pour la propagation de la vaccine. Celui de la Sarre dressait un état de tous les individus qui, n'ayant pas eu la variole, n'avaient pas été vaccinés, distribuait ces états entre huit officiers de santé zélés, leur faisait parcourir le département, et il arrivait ainsi à faire vacciner en quelques années 16.886 sujets. En opérant de la même façon, le préfet des Landes arrivait à obtenir, en 1811, dans son département, 18.102 vaccinations. Mais ce fut le préfet de Rhin-et-Moselle qui obtint le plus grand succès : dans son département toute la génération existante fut vaccinée. (1)

Les ecclésiastiques ne montraient pas moins de zèle que les autorités civiles, au cours de cette année 1811. Les archevêques de Paris, de Besançon, de Toulouse, les évêques de Nancy, de Chambéry, de Plaisance, de San-Miniato, de Pescia, de Volterra et de Livourne prenaient des mesures pour que non seulement la pratique de la vaccine fût recommandée le dimanche au prône, mais que l'entrée des églises fût interdite aux enfants qui se présenteraient à l'église ayant encore des traces de la petite vérole. (2)

A l'armée, là où la volonté du souverain pouvait s'imposer avec plus de poids, les autorités militaires concouraient plus efficace-

---

(1) *Rapport du Comité central de vaccine sur les vaccinations pratiquées en France pendant l'année 1811.* Imprimerie impériale, 1813, pp. 18 20.

(2) *Le même*, p. 26.

ment encore à l'expulsion du fléau. Mais laissons ici la parole au
secrétaire du Comité central, au D' Husson lui-même, dont le zèle
et l'activité contribuèrent particulièrement à accréditer la salutaire
méthode de la vaccine : « Les inspecteurs du service de santé des
armées, écrit-il, chargés par le ministre de la guerre, d'après les
intentions de l'Empereur, de rédiger une instruction sur les
moyens d'appliquer aux troupes de Sa Majesté le bienfait de la
vaccination, ont envoyé aux médecins des hôpitaux militaires et
aux chirurgiens des divers corps d'armées, un tableau circonscrit
qui présente toutes les données nécessaires pour procéder à l'exécution des ordres de l'Empereur, d'une manière prompte, sûre et
uniforme. MM. les inspecteurs se sont attachés à réduire dans le
cadre de ces notions essentielles tout ce qu'il importe à l'homme
de l'art de se rappeler et de pratiquer ponctuellement, et l'indica-
tion de toutes les précautions à prendre *pour que chaque militaire
soit vacciné à son entrée dans le régiment.* » (1) C'était bien la vaccine obligatoire déclarée pour l'armée.

Ainsi partout les autorités civiles, militaires et ecclésiastiques
s'efforçaient de propager la méthode à laquelle cette année 1811
avait vu donner la sanction suprême, par l'exemple que l'Empereur
venait de montrer, en l'adoptant pour l'héritier de son trône. (2)

Mais revenons avec M. Kelsch à l'édit de Piombino et de Lucques. « N'est-il pas rationnel, écrit l'éminent hygiéniste, de suppo-
ser que l'édit de Piombino fut inspiré à son auteur par la princesse
Elisa, et que celle-ci elle-même fut suggestionnée par l'exemple de
son frère? M. Goldschmidt le pense. Il va même jusqu'à attribuer
l'ordonnance de Bavière de 1807 à une origine semblable. Si l'on
considère, en effet, qu'Eugène de Beauharnais, vice-roi d'Italie (3),

---

(1) *Le même*, pp. 25 et 26.

(2 Comme preuve des progrès de la vaccine et du zèle et de l'activité avec
lesquels tous les administrateurs avaient répondu à l'appel de l'autorité supérieure, signalons que dans cette année 1811, où l'on compta 1.410.078 naissan-
ces, il y eut 712.151 vaccinations. *Le même*, p. 82.

3) Ce fut Louis Sacco, médecin consultant au service central de santé, premier
médecin et doyen du grand hôpital de Milan, le grand propagateur de la
vaccine en Italie, qui vaccina les enfants du prince Eugène. C'est sur les trou-

.vait épousé à cette époque une fille de Maximilien-Joseph, roi de Bavière, l'allié obligé de Napoléon I^r, il est admissible que le comte de Montgelas (1), premier ministre bavarois qui devait se

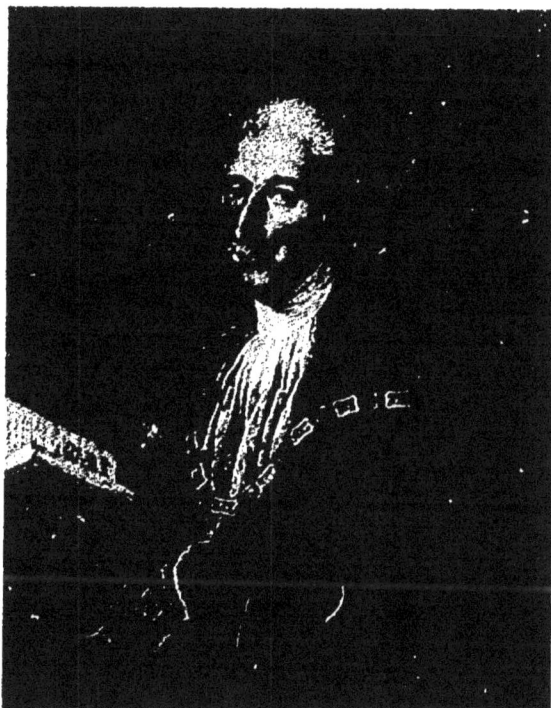

Maximilian Joseph

Graf von Montgelas

---

peaux des plaines de Lombardie qu'il recueillit du cow-pox spontané qui lui permit de transmettre la vaccine. « N'ayant pas encore été atteint de la petite vérole, j'eus moi-même le premier confiance dans la vaccination et, _me soumet-tant ensuite à l'épreuve contraire, je m'inoculai la petite vérole qui ne produisit aucun effet._ » _Traité de la vaccination_ par le Dr Louis Sacco, traduction Daquin, Michaud, Paris, 2e édition, 1813, p. 2.

Ajoutons que Sacco vaccina à lui seul 500.000 personnes en Italie.

(1) Montgelas (Maximilien-Joseph-Garnerin), d'abord baron, puis comte de), né à Munich en 1759, conseiller de cour en 1777, chambellan en 1779, puis honoré de l'amitié du prince Maximilien-Joseph, plus tard roi de Bavière.

trouver en relations suivies avec les cours d'Italie, ait eu connaissance de la mesure prophylactique prise contre la variole dans la principauté de Piombino et Lucca, en ait saisi l'importance, et l'ait introduite dans son pays, après l'avoir modifiée et complétée dans ses dispositions essentielles. Le comte de Montgelas était d'ailleurs un homme de progrès et de sens pratique qui a doté la Bavière de nombreuses et heureuses innovations.

« Si ces interprétations sont exactes — et elles sont fort plausibles — c'est, à tout bien considérer, Napoléon Ier qui fut le promoteur de l'obligation vaccinale. L'idée première de cette législation protectrice appartiendrait donc à la France, qui fut pourtant une des dernières à s'y rallier ; ce qui ne serait pas une raison suffisante pour lui en contester le mérite, car, que de fois elle a vu lui revenir, sous une forme ou sous une autre, des innovations dont elle avait jeté la graine au vent, laissant à d'autres l'avantage de récolter les premières moissons. » (1) Ce qu'il est permis d'affirmer, en tout cas, c'est que si le grand Empereur n'a pas attaché à son nom la loi qui déclare en France la vaccine obligatoire, ce fut, au moins, pour lui une pensée d'avenir, et pour laquelle le temps seul lui manqua. (2)

Devenu ministre des affaires étrangères de ce prince, il se signala par un grand nombre de réformes et s'acquit une réputation de novateur. Ce fut lui qui signa, le 25 mai 1805, le traité de Munich, pour l'abandon à la Bavière du Tyrol italien, et le 28 février 1810, le traité de Paris, qui accordait à Maximilien les principautés de Bayreuth, de Berghtolsgaden, le duché de Salzbourg et le quartier de l'Inn, moyennant la rétrocession d'une partie du Tyrol italien, que Napoléon réunit à ses provinces illyriennes. En 1806, il avait occupé le ministère de l'intérieur et en 1809, le département des finances. C'est par son influence que, pendant les dernières guerres de l'Allemagne, la Bavière fut unie à la France.

Disgracié en 1817, Montgelas quitta la Bavière et voyagea en Suisse et en Savoie. Éloigné des affaires, il mourut à Munich, le 13 juin 1838.

(1. KELSCH, loc. cit., p. 114.

(2) La volonté positive du génie qui gouvernait alors la France n'était-elle pas d'imposer la vaccine, non par la force, mais par la persuasion? « Notre magnanime Empereur, connaissant trop les lumières du peuple qu'il gouverne, n'a pas voulu user de moyens violents : il a le droit, d'ailleurs, de croire qu'il possède à un trop haut degré l'amour et la confiance de ses sujets, pour qu'à sa voix les esprits les plus dissidents n'abjurent leurs erreurs. » Circulaire du Préfet du Calvados, janvier 1812.

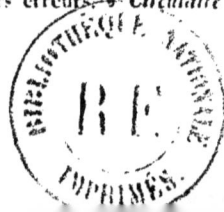

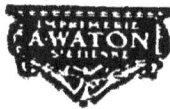

IMPRIMERIE
A. WATON
SÉZANNE

176

www.ingramcontent.com/pod-product-compliance
Lightning Source LLC
Chambersburg PA
CBHW070803220326

41520CB00053B/4791